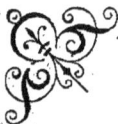
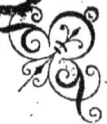

NOTE

SUR

UN CAS D'OSTÉOMYÉLITE

AIGUE

(Considérations pathogéniques sur cette affection)

PAR LE Dr F. ROLAND

ANCIEN INTERNE DES HOPITAUX DE PARIS

PROFESSEUR SUPPLÉANT DE CLINIQUE MÉDICALE

BESANÇON

IMPRIMERIE ET LITHOGRAPHIE DE PAUL JACQUIN

14, Grande-Rue, 14

—

1890

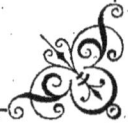

NOTE

SUR

UN CAS D'OSTÉOMYÉLITE

AIGUE

(Considérations pathogéniques sur cette affection)

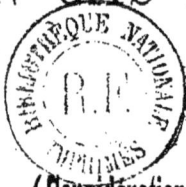

PAR LE Dr F. ROLAND

ANCIEN INTERNE DES HOPITAUX DE PARIS

PROFESSEUR SUPPLÉANT DE CLINIQUE MÉDICALE

BESANÇON

IMPRIMERIE ET LITHOGRAPHIE DE PAUL JACQUIN

14, Grande-Rue, 14

—

1890

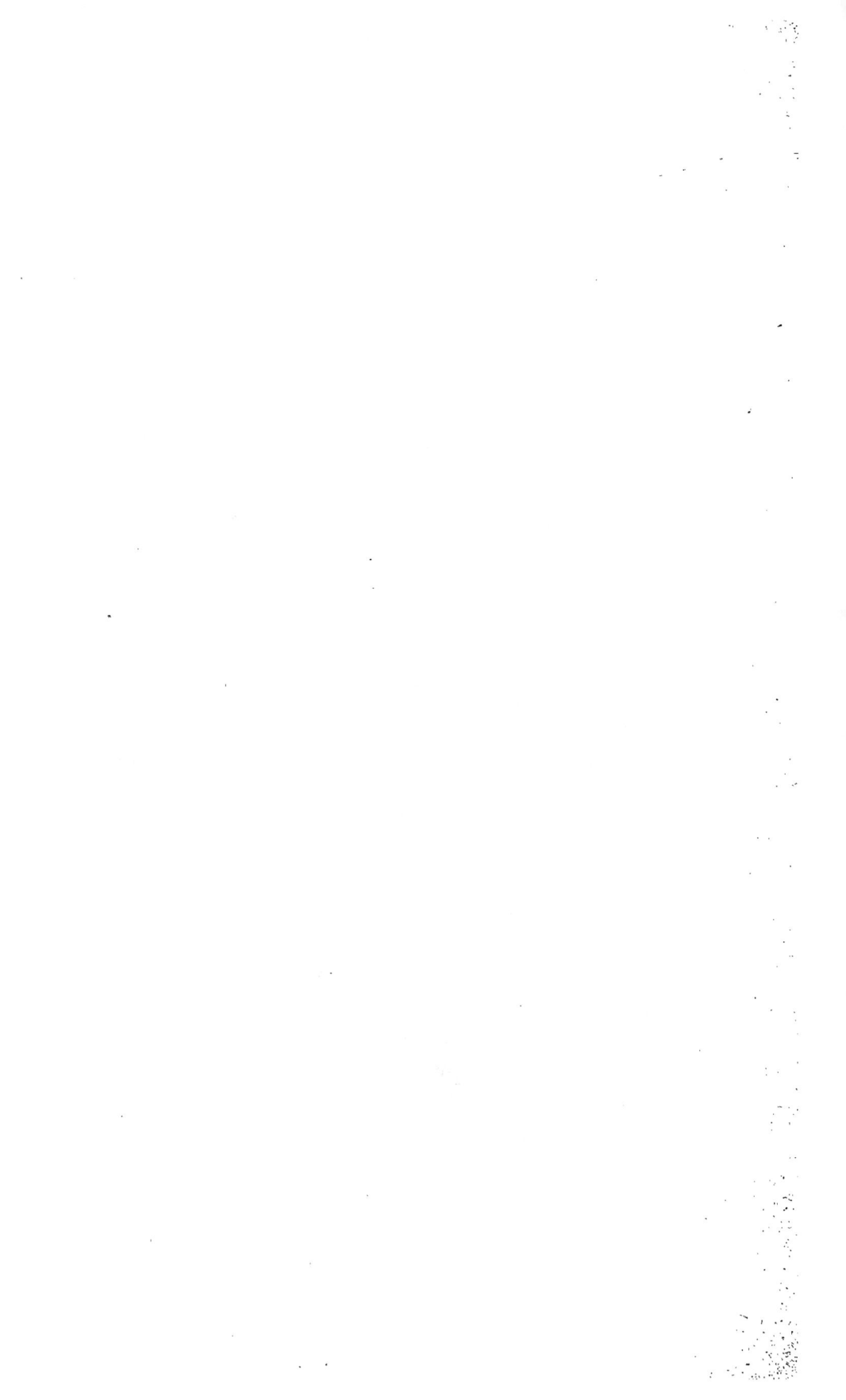

NOTE

SUR

UN CAS D'OSTÉOMYÉLITE AIGUE

(Considérations pathogéniques sur cette affection)

Les récents progrès de la microbiologie ont, dans ces derniers temps, singulièrement bouleversé nos idées sur la pathologie générale et sur la pathogénie des différentes maladies. Le savant qui, il y a vingt ans à peine, écrivait un traité de pathologie, groupait les différentes affections morbides qu'il se proposait d'étudier, d'après les divers tissus et d'après les divers organes envahis. Aujourd'hui encore, ce serait la classification la plus simple à adopter. Mais, supposez un pathologiste imbu des idées microbiennes actuelles, à qui il prendrait fantaisie d'adopter la classification d'un traité de microbie !

Vous pourrez voir alors des chapitres intitulés : du pneumocoque, — du gonocoque, — du staphylocoque, etc., et vous trouverez décrites côte à côte des affections en apparence singulièrement différentes, telles que le furoncle et l'ostéomyélite, par exemple.

Celui qui jadis aurait proclamé qu'il y a un lien étroit de

parenté entre ces deux lésions aurait été accueilli avec une indifférence sceptique.

Il n'en est plus ainsi, alors qu'il est aujourd'hui démontré que c'est le même germe morbide, le même microorganisme qui produit ces deux maladies si différentes.

En effet, c'est le *staphylococcus aureus* que l'on trouve dans le furoncle et l'anthrax, qui est l'agent pathogène de l'ostéomyélite, dans l'immense majorité des cas tout au moins.

Il n'est pas le seul, car on peut rencontrer d'autres microbes dans les suppurations osseuses. On a en effet observé des ostéites à pneumocoques, et des ostéites à streptocoques. Mais, s'il est possible qu'une suppuration osseuse revête l'allure clinique de l'ostéomyélite et soit produite par un agent autre que le staphylocoque, la chose doit être rare [1].

-----

[1] Postérieurement à la petite note ci-dessus, MM. Lannelongue et Achard ont publié, dans le *Bulletin médical* (24 août 1890), une observation d'ostéomyélite due au pneumocoque. On y lit les quelques réflexions suivantes : « Nous ferons remarquer que l'observation que » nous venons de publier apporte une confirmation nouvelle aux idées » que nous avons émises dans une note présentée à l'Académie des » sciences (Académie des sciences, 10 mars 1890), sur les microbes de » l'ostéomyélite dite infectieuse.

» Nous avons indiqué dans cette note qu'il fallait, à côté des ostéo- » myélites à staphylocoques, faire une place pour d'autres variétés mi- » crobiologiques.

» Nous avons démontré par des faits l'existence d'ostéomyélites à » streptocoques, et nous avons rappelé, d'après les observations de plu- » sieurs auteurs, le rôle que peuvent jouer, dans la production des os- » téomyélites, d'autres microbes capables de provoquer le processus de » la suppuration aiguë.

» Cette observation est une nouvelle preuve de cette pluralité des » espèces microbiennes, qui peuvent engendrer l'ostéomyélite aiguë. Elle » tend aussi à montrer qu'il y a des variétés cliniques en rapport avec » les variétés microbiologiques de cette affection. »

Le staphylocoque est bien l'agent des suppurations les plus malignes, il l'emporte en violence sur les autres germes pyogènes, et c'est bien lui que l'on retrouve toujours dans les formes les plus graves d'ostéomyélite.

De plus, ce microorganisme est très répandu dans l'air ; c'est par l'air qu'il est déposé sur nos téguments ; c'est par la peau, c'est par les glandes cutanées qu'il pénètre communément dans nos tissus, ainsi que l'a établi Lannelongue.

Ayant eu l'occasion d'observer avec le docteur Gauderon un cas d'ostéomyélite particulièrement intéressant au point de vue de la pathogénie et de l'étiologie, j'ai jugé à propos de vous le rapporter. Cette observation, en effet, semble confirmer les idées de Lannelongue, car tout porte à croire que dans ce cas particulier, c'est par la peau que le germe morbide s'est introduit dans l'organisme.

OBSERVATION. — Le jeune C., âgé de quatorze ans, garçon épicier, appartient à une famille de lymphatiques dans laquelle on trouve quelques tuberculeux.

Au dire de la mère, ce jeune homme a toujours été un peu débile, mais n'a jamais fait cependant de maladie grave. Il est blond, lymphatique, et grand pour son âge. Il a surtout beaucoup grandi depuis quelque temps.

Il y a six mois qu'il travaille avec son père dans un magasin d'épicerie en gros de notre ville. Il prend son travail à cœur ; actif, laborieux, il commence à se mettre au courant de sa rude besogne, maniant de lourdes caisses, soulevant et portant quelquefois des fardeaux trop lourds pour lui.

Un mois environ avant sa maladie, il fait une chute, déchire ses vêtements et se contusionne très violemment la cuisse droite ; en même temps il se fait sur le dos de la main droite une écorchure assez profonde. Sous l'influence du froid et des substances irritantes que manie chaque jour ce jeune homme, cette écorchure ne se guérit point, elle s'envenime et se transforme en un petit abcès furonculeux. C'est dans ces conditions qu'un jour il est envoyé en course à Miserey. Il s'attarde auprès d'un parent et presse le pas au retour afin de regagner le temps perdu.

Cette course l'a fatigué beaucoup, depuis lors il souffre de la cuisse droite, et chaque soir il est obligé de se coucher de meilleure heure que d'habitude.

Le 22 décembre, la douleur s'accentue davantage.

Le 23, jour de dimanche, il se repose.

Le 24 et le 25, jour de Noël, il se repose encore.

Le 26, s'accusant de paresse, il va à son travail, mais à midi, il est obligé de rentrer à la maison et de se mettre au lit.

La nuit est mauvaise, il est en fièvre, ne dort pas, s'agite, délire même quelque peu, ce qui effraie beaucoup la mère, qui, le 28 au matin, me fait appeler, craignant, dit-elle, quelque mauvaise fièvre.

Je trouve ce jeune homme abattu, pâle et fatigué. Il se plaint d'un léger mal de tête, il est constipé depuis deux jours; sa langue est saburrale, sa peau est chaude; son pouls est à 120.

J'examine la partie supérieure de la cuisse droite, qui paraît particulièrement douloureuse. Extérieurement je ne vois rien d'anormal. Je me rends compte que cette douleur ne siège point dans l'articulation, et qu'en outre elle n'a rien de commun avec du rhumatisme ou de la sciatique.

Le maximum paraît être plus bas que le grand trochanter et se révèle assez manifestement à la pression en ce point. Il n'y a pas le moindre gonflement et nulle part ailleurs on ne remarque d'irradiation douloureuse.

Je prescris une purgation, un gramme de quinine et des frictions mercurielles belladonées.

Cet état m'inspirant les plus vives inquiétudes, dès cette première visite, je demande sur-le-champ le secours d'un confrère.

Le lendemain 29, le docteur Gauderon vient me prêter son concours. Il partage mes craintes, et le diagnostic ostéomyélite de l'extrémité supérieure du fémur ne lui paraît point douteux.

En effet, dans l'observation qu'il a recueillie sur ce cas et qu'il m'a transmise, il note ceci : douleur au-dessous du grand trochanter s'étendant sur une longueur de dix centimètres environ. Gonflement profond autour de l'os qui paraît épaissi. Douleur spontanée et douleur aux mouvements. Douleur à la pression, surtout à la face externe et au niveau de l'angle inférieur du triangle de Scarpa.

M. Gauderon note comme moi un petit détail en apparence banal, mais qui nous avait beaucoup frappés. C'est l'existence, sur le dos de la main droite, à l'union de l'auriculaire et de l'annulaire, d'un petit furoncle anthracoïde de la grosseur d'une noisette, contenant une assez grande quantité de pus. C'est ce petit furoncle que j'ai déjà signalé et qui, depuis quinze jours, s'ouvre et se referme sans cesse, ne se cicatrisant point complètement.

M. Gauderon est d'avis de continuer le sulfate de quinine et d'appliquer sur la région douloureuse douze sangsues. Il avertit la famille de la gravité du pronostic et fait pressentir qu'une intervention chirurgicale est imminente. Cette intervention n'est pas acceptée, bien que nous ayons proposé de nous adjoindre un chirurgien.

Le 30 au matin, nous notons : pouls, 108 à 112 ; température, 39°6 ; nuit agitée, insomnie ; délire, fièvre vive, inappétence ; facies fatigué, plombé ; lenteur de la parole ; douleur et difficulté en avalant, comme s'il y avait un peu

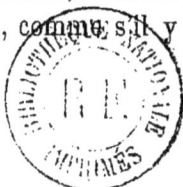

de trismus. Les masseters cependant ne sont point contracturés ; pas de frissons, pas de sueurs.

Comme état local, il paraît y avoir une légère amélioration due sans doute aux sangsues.

Plus de douleurs spontanées ; peu de douleur aux mouvements ; peu de douleur à la pression. — La mensuration circulaire du membre malade n'accuse pas d'augmentation notable. La mensuration longitudinale n'accuse pas non plus d'allongement.

On continue le sulfate de quinine, les frictions mercurielles belladonées et les cataplasmes.

Le 30 au soir, M. Gauderon voit seul le malade et note : pouls, 108 ; température, 39°4 ; journée mauvaise, délire constant ; moins de douleur dans la cuisse, qui paraît peu gonflée, mais plutôt arrondie ; rétention d'urine : le cathétérisme donne un demi-litre d'urine. Comme prescription : quinine, bromure et chloral.

Le 31 au matin : pouls, 128 ; température, 38°6 ; la nuit a été mauvaise, le délire presque constant. L'état général est peu satisfaisant. La douleur et le gonflement de la partie supérieure de la cuisse ont presque disparu ; par contre, il y a de la douleur au niveau de l'épiphyse inférieure, indiquant évidemment un nouveau foyer dû à la propagation de la lésion à travers le canal médullaire.

L'état du malade paraît des plus graves.

Le soir : pouls, 128 ; température, 39°2 ; légère aggravation ; même traitement.

1er janvier 1889 : pouls, 116 ; température, 38°4 ; agitation, délire presque constant.

Le soir : pouls, 108 ; température, 38°4 ; la journée a été plus calme, grâce à une demi-piqûre de morphine. On soulève la cuisse sans douleur ; même traitement, et pour la nuit, morphine et chloral.

2 janvier : pouls, 144 ; température, 39°4 ; l'état est de plus en plus grave. L'épiphyse inférieure est très gonflée, mais on n'est point tenté d'intervenir chirurgicalement, le malade étant dans une situation désespérée, et la famille ayant refusé la chose en temps opportun.

Dans la nuit, le malheureux succombe. La phase aiguë de l'affection n'avait guère duré que six jours.

Telle est, en deux mots, l'histoire de ce triste cas.

Permettez-moi à ce sujet quelques réflexions.

Dans le cas particulier, l'étiologie de l'affection nous paraît être assez nette. Jeune homme de quatorze ans, qui a grandi beaucoup ; qui a grandi rapidement ; — qui se surmène ; — qui lève et porte des fardeaux trop lourds pour ses forces ; — qui a fait une marche forcée ; — qui a fait une chute sur la cuisse, etc. Voilà, certes, assez de causes ; on dirait vraiment que toutes se trouvent ici réunies à plaisir.

Il y a dix ans, on se serait trouvé amplement satisfait d'une pareille étiologie, et à l'heure actuelle encore, je crois que difficilement on trouverait des causes plus puissantes et plus nombreuses d'inflammation.

Mais voyons un peu la pathogénie.

En 1880, *Pasteur* découvrit à l'hôpital Trousseau, dans le service de Lannelongue, le microorganisme inférieur, cause de l'ostéomyélite, le *staphylococcus pyogenes aureus.*

C'est ce même microorganisme que l'on rencontre dans d'autres suppurations, dans quelques abcès et dans l'érysipèle par exemple, mais que nulle part on ne trouve plus vivace que dans l'ostéomyélite, le panaris et le furoncle.

Le microorganisme une fois connu, on s'est immédiatement occupé de rechercher son mode de pénétration dans l'organisme.

Lannelongue s'est mis à l'œuvre, et c'est le résultat de ses recherches qu'il publiait six ans plus tard, le 9 juin 1886, à la Société de chirurgie.

Dans dix-sept cas, il a vu d'une façon très nette les excoriations variables de la peau donner accès au microbe pathogène, sans lequel l'affection n'aurait pu se produire.

Verneuil partage absolument les opinions de Lannelongue. Il renchérit même sur celui-ci et s'exprime ainsi : « Les causes de l'ostéomyélite, récemment encore mul- » tiples et banales, se réduisent aujourd'hui à une seule, la » pénétration dans l'organisme d'un agent infectieux. Ce » qui restait à trouver, c'était la voie par laquelle cet agent » s'introduisait dans nos tissus ; cette question, en partie ré- » solue pour la tuberculose, présente encore une certaine » obscurité, et en ce qui concerne l'ostéomyélite, Lanne- » longue vient de jeter un nouveau jour sur le sujet. Vrai- » semblablement, les microorganismes suivent volontiers » la voie des follicules sébacés pour entrer dans l'écono- » mie. Ce qui donne quelque créance à cette idée, c'est, » d'une part, la similitude des microorganismes trouvés » dans le pus du furoncle et dans celui de l'ostéomyélite, » par M. Pasteur, et, d'autre part, la coïncidence, l'alter- » nance ou la succession de poussées furonculeuses ou » ostéomyélitiques chez le même individu.... »

Des faits de la pratique de Verneuil viennent à l'appui de cette opinion. Ce qu'il faut élucider, c'est le trajet et la marche que suit le microbe pour arriver aux os.

Trélat, sans nier le fait, est quelque peu sceptique et voudrait qu'on lui montre le microorganisme semé dans les voies lymphatiques qui se rendent de la peau aux os.

Néanmoins, cette idée, comme toutes les idées neuves, a été admise assez volontiers au sein de la Société de chirurgie, — mais sous toutes réserves.

Ce sont ces mêmes idées que l'on trouve développées dans un travail de Voituriez, publié dans le *Journal des sciences médicales* de Lille. Il rapporte nombre d'observations, dans lesquelles l'apparition du furoncle a été suivie d'ostéomyélite. Il est permis de supposer que dans ces cas le furoncle a été la porte d'entrée du microbe. En effet, jusqu'au moment d'apparition du furoncle, la santé avait été excellente; après le furoncle s'est écoulée une période latente d'environ quinze jours, puis l'ostéomyélite s'est manifestée. Voituriez conclut que le furoncle est le mode d'introduction le plus fréquent du microorganisme de l'ostéomyélite. Mais cette voie n'est pas la seule, car Kocher a observé deux cas consécutifs à des troubles graves du tube digestif, et admet que le microbe peut aussi pénétrer par cette voie.

Quoi qu'il en soit de ces idées encore plus ou moins sujettes à contestation, comme toutes les conclusions un peu forcées et un peu prématurées, j'ai tenu néanmoins à vous rapporter brièvement cette petite observation où nous avons noté, M. Gauderon et moi, la présence d'un furoncle du dos de la main. Y a-t-il coïncidence? y a-t-il relation de cause à effet? Je n'ai point qualité pour le discuter; je rapporte le fait et je le soumets à votre appréciation.

Avec les maîtres si autorisés que je viens de citer, je suis tenté de croire que la petite culture de staphylocoques qui s'est faite au niveau du furoncle a bien pu ensemencer le foyer d'ostéomyélite.

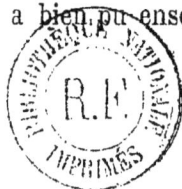

BESANÇON, IMPRIMERIE DE PAUL JACQUIN.

www.ingramcontent.com/pod-product-compliance
Lightning Source LLC
Chambersburg PA
CBHW050410210326
41520CB00020B/6536